MAMÃE PLENA

Guia Completo de Cuidados na Maternidade

Calebe Borges

Dedicatória

Para Laryssa e Simon,

O amor e apoio de vocês são as forças que tornam este projeto possível. Laryssa, sua dedicação, experiência e insight foram fundamentais para dar vida a este guia. Simon, mesmo antes de nascer, você já trouxe uma nova luz e inspiração para nossas vidas. Que este livro seja um testemunho do nosso amor e compromisso com a jornada da maternidade.

Com todo o meu carinho,

Calebe Borges

PRÓLOGO

A jornada da maternidade é uma das experiências mais incríveis e transformadoras que uma mulher pode vivenciar. Desde os primeiros sinais de uma nova vida até os desafios e alegrias do primeiro ano, este livro é um guia compassivo e informativo para mães que desejam abraçar cada momento com confiança e preparo.

Ao longo destas páginas, exploraremos desde os primeiros passos do pré-natal até os cuidados essenciais durante o primeiro ano de vida do seu bebê. Com dicas práticas, conselhos de especialistas e orientações sobre nutrição e bem-estar, você estará preparada para enfrentar cada fase com sabedoria e carinho.

Laryssa, sua colaboração e expertise foram fundamentais para trazer este guia à vida. Que ele seja um recurso valioso para todas as mães que embarcam nessa incrível jornada.

Que esta leitura seja enriquecedora e inspiradora para cada mamãe que a percorrer.

Com carinho,

Calebe Borges

CAPÍTULO 1: PLANEJAMENTO DA GRAVIDEZ

Seja Bem-Vinda à Jornada da Maternidade!

Desde o momento em que a ideia de trazer uma nova vida ao mundo começa a florescer, a jornada da maternidade inicia seu emocionante curso. Antes mesmo do teste de gravidez confirmar a notícia mais aguardada de sua vida, o planejamento meticuloso da gestação já está em movimento. Este capítulo é um guia completo, repleto de informações cruciais para uma gravidez saudável e uma entrada feliz no mundo da maternidade. Abordaremos desde a decisão de conceber até a emocionante confirmação do teste positivo, preparando o terreno para os capítulos que virão, onde mergulharemos ainda mais fundo nesse incrível e belo universo. Seja bem-vinda a esta jornada repleta de amor, cuidado e descobertas.

1.1 AVALIAÇÃO DA SAÚDE PRÉ-GESTACIONAL

Antes de embarcar na jornada da maternidade, é crucial realizar uma avaliação abrangente da sua saúde pré-gestacional. Essa etapa é fundamental para garantir que você esteja em condições ótimas para conceber e para proporcionar um ambiente saudável para o desenvolvimento do seu bebê.

Durante essa avaliação, seu médico realizará uma série de exames e revisará seu histórico médico e familiar. Os exames podem incluir análises de sangue para verificar os níveis de vitaminas essenciais, como ácido fólico e ferro, além de avaliações da função tireoidiana e de outros marcadores de saúde.

É importante discutir qualquer condição médica preexistente, como diabetes, hipertensão ou condições autoimunes. Essas condições podem requerer um manejo especial durante a gravidez.

Além disso, o histórico familiar pode fornecer insights valiosos sobre possíveis predisposições genéticas que podem afetar a gestação. Discutir questões como complicações durante gestações anteriores ou histórico de nascimentos prematuros também é essencial para planejar uma gravidez segura.

Caso esteja tomando medicamentos regulares, é crucial discuti-los com seu médico. Alguns medicamentos podem precisar de ajustes ou substituições durante a gravidez para garantir a segurança do feto.

Lembre-se, essa avaliação é uma oportunidade para estabelecer uma base sólida para uma gravidez saudável. Ao compartilhar informações detalhadas com seu profissional de saúde, você estará dando um passo importante na direção de uma gestação bem-sucedida e na promoção do bem-estar do seu futuro bebê.

1.2 NUTRIÇÃO E ESTILO DE VIDA

A nutrição desempenha um papel vital no planejamento da gravidez. Uma alimentação equilibrada e rica em nutrientes essenciais é fundamental para preparar o corpo para a gestação e para o desenvolvimento saudável do feto.

Durante esta fase, é aconselhável focar em uma dieta que inclua uma variedade de alimentos, como frutas, vegetais, grãos integrais, proteínas magras e laticínios. Certifique-se de obter uma quantidade suficiente de ácido fólico, ferro, cálcio e outras vitaminas e minerais essenciais para a saúde materna e fetal.

Além da alimentação, o estilo de vida também desempenha um papel crucial. Evite o consumo de álcool, tabaco e substâncias ilícitas, pois podem ter efeitos adversos na concepção e no desenvolvimento do feto. Recomenda-se também limitar a ingestão de cafeína e evitar alimentos crus ou mal cozidos que possam representar riscos para a saúde.

Incorporar atividade física regular na rotina pode ajudar a manter um peso saudável e a promover a saúde cardiovascular. No entanto, é importante escolher atividades seguras e moderadas, como caminhadas, natação e ioga.

Além disso, buscar maneiras de gerenciar o estresse é crucial.

Práticas como meditação, exercícios de respiração e atividades relaxantes podem ajudar a promover o bem-estar emocional durante essa fase importante.

Lembre-se, a preparação para a gravidez não se resume apenas à concepção, mas também à criação de um ambiente propício para o crescimento e desenvolvimento saudável do seu bebê. Ao adotar um estilo de vida saudável e nutritivo, você está dando os primeiros passos na jornada maravilhosa da maternidade.

1.3 SUPLEMENTAÇÃO E VITAMINAS

Em alguns casos, a suplementação pode ser uma parte essencial do planejamento da gravidez, especialmente para garantir que a mãe e o feto recebam todos os nutrientes necessários para um desenvolvimento saudável.

O ácido fólico é um dos suplementos mais importantes nesta fase. Essa vitamina do complexo B desempenha um papel crucial na prevenção de defeitos no tubo neural do feto. Recomenda-se começar a tomar ácido fólico antes mesmo de engravidar, idealmente pelo menos um mês antes da concepção.

Além do ácido fólico, outros suplementos, como o ferro e o cálcio, podem ser recomendados dependendo das necessidades individuais da mãe. O ferro é essencial para prevenir a anemia durante a gravidez, enquanto o cálcio é importante para a saúde dos ossos e dentes, tanto da mãe quanto do bebê.

Consulte sempre um profissional de saúde antes de iniciar qualquer suplementação, para garantir que você está recebendo a dose correta e que os suplementos são adequados para a sua situação específica.

Lembre-se de que os suplementos devem ser apenas uma parte complementar de uma dieta equilibrada e não devem substituir uma alimentação saudável e nutritiva. Combinados, uma dieta bem planejada e a suplementação adequada contribuem para criar um ambiente ótimo para a gestação e o desenvolvimento do seu bebê.

1.4 MONITORAMENTO DO CICLO MENSTRUAL

Entender o próprio ciclo menstrual é uma ferramenta valiosa no planejamento da gravidez. O ciclo menstrual é dividido em duas fases principais: a fase folicular e a fase lútea.

A fase folicular começa no primeiro dia da menstruação e termina com a ovulação. Durante esta fase, os folículos ovarianos estão em desenvolvimento, preparando-se para liberar um óvulo.

A ovulação marca a transição para a fase lútea, que ocorre cerca de 14 dias antes do início do próximo ciclo menstrual. Nesta fase, o folículo rompido libera um óvulo que está pronto para ser fertilizado.

Monitorar os sinais do ciclo menstrual, como alterações na consistência do muco cervical e flutuações na temperatura basal do corpo, pode ajudar a determinar o momento mais fértil para a concepção. Existem diversas ferramentas e aplicativos disponíveis para auxiliar nesse monitoramento.

Lembrando que o ciclo menstrual pode variar de mulher para mulher e até mesmo de ciclo para ciclo. Portanto, é importante observar os padrões individuais e procurar orientação médica se houver alguma preocupação em relação à fertilidade.

1.5 SAÚDE DO PARCEIRO

O planejamento da gravidez não é responsabilidade exclusiva da mulher. A saúde do parceiro desempenha um papel crucial na concepção saudável e no desenvolvimento do futuro bebê. Portanto, é essencial que ambos os parceiros estejam com a saúde em dia.

Para o parceiro, manter um estilo de vida saudável é fundamental. Isso inclui uma alimentação equilibrada, prática regular de exercícios físicos e evitar o consumo excessivo de álcool e tabaco. Além disso, é importante evitar o uso de substâncias ilícitas, que podem afetar a qualidade do esperma.

Exames de rotina e consultas médicas regulares são igualmente importantes. Um profissional de saúde pode avaliar a saúde geral do parceiro e, se necessário, sugerir mudanças no estilo de vida para otimizar a fertilidade.

Em alguns casos, pode ser recomendado que o parceiro faça exames específicos para avaliar a qualidade do esperma. Esses exames incluem a contagem de espermatozoides, a motilidade e a morfologia. Com base nos resultados, o profissional de saúde poderá oferecer orientações sobre os próximos passos.

Lembrando que o apoio mútuo entre o casal durante esse processo é fundamental. Compartilhar informações e tomar decisões em conjunto fortalece a jornada rumo à parentalidade.

1.6 REDUÇÃO DE ESTRESSE E PREPARAÇÃO EMOCIONAL

A jornada da gravidez é emocionalmente intensa e, por isso, é crucial que o casal esteja preparado para enfrentar os desafios que podem surgir. A redução do estresse e a preparação emocional são pilares essenciais nesse processo.

Existem diversas técnicas e práticas que podem ajudar a lidar com o estresse. A meditação, por exemplo, é uma ferramenta poderosa que auxilia na promoção do equilíbrio emocional. Através da meditação, é possível aprender a acalmar a mente e cultivar a serenidade, o que beneficia não apenas a mulher, mas também o parceiro.

Além disso, atividades físicas como ioga e caminhadas ao ar livre são excelentes formas de aliviar a tensão e promover o bem-estar emocional. A prática regular dessas atividades contribui para a liberação de endorfinas, hormônios responsáveis pela sensação de felicidade e bem-estar.

A comunicação aberta e honesta entre o casal também

é fundamental. Compartilhar sentimentos, expectativas e preocupações fortalece o vínculo e cria um ambiente de confiança mútua. Isso permite que ambos se sintam apoiados e preparados para enfrentar os desafios que podem surgir ao longo da jornada da gravidez.

Além disso, buscar apoio emocional de profissionais de saúde, como psicólogos especializados em saúde reprodutiva, pode ser uma ferramenta valiosa para lidar com emoções complexas e fornecer orientações específicas para cada fase da gravidez.

Portanto, investir na redução do estresse e na preparação emocional é um passo importante para garantir um ambiente saudável e acolhedor para a chegada do novo membro da família.

1.7 ESCOLHA DO OBSTETRA

A seleção do obstetra é um dos passos mais cruciais durante o planejamento da gravidez. Este profissional será o guia e o parceiro de confiança ao longo de toda a jornada. Portanto, é essencial fazer essa escolha com sabedoria e considerar diversos aspectos.

Em primeiro lugar, é importante buscar referências e recomendações de obstetras na sua região. Conversar com outras mães sobre suas experiências e buscar avaliações online pode fornecer valiosos insights sobre o profissional.

Além disso, é fundamental que haja uma conexão emocional e um senso de confiança entre a gestante, o parceiro e o obstetra. A empatia e a capacidade de comunicação do profissional são aspectos que devem ser levados em conta. Sentir-se à vontade para fazer perguntas e expressar preocupações é crucial para uma experiência positiva durante a gestação.

A experiência e a formação do obstetra também são fatores determinantes. Certificar-se de que o profissional está devidamente credenciado e possui experiência em partos é essencial para garantir um acompanhamento seguro e de qualidade.

Além disso, considere a abordagem do obstetra em relação ao parto. Alguns profissionais têm uma abordagem mais intervencionista, enquanto outros são mais inclinados a apoiar partos naturais. Escolha um obstetra cuja filosofia esteja alinhada com suas próprias preferências e desejos para o parto.

Por fim, leve em conta a localização do consultório e do hospital onde o parto será realizado. Certificar-se de que são de fácil acesso e estão dentro da sua área de conforto geográfica é importante para garantir uma experiência tranquila durante a gestação e o parto.

Ao escolher o obstetra certo, você estará dando um passo importante para garantir uma jornada de gravidez segura, tranquila e com o suporte necessário para receber o seu bebê com amor e confiança.

1.8 EXAMES PRÉ-NATAIS ESSENCIAIS

Os exames pré-natais são um pilar fundamental no acompanhamento da gestação, pois permitem monitorar a saúde da mãe e do feto, identificando possíveis complicações e garantindo intervenções precoces, se necessário.

O primeiro exame que marca o início do pré-natal é o teste de gravidez, que confirma a gestação através da detecção do hormônio hCG no organismo da mulher. Após a confirmação, uma série de exames e consultas serão agendados ao longo do período gestacional.

Entre os exames essenciais destacam-se:

Ultrassonografia: É uma das ferramentas mais importantes durante a gestação. Ela permite visualizar o desenvolvimento do feto, a placenta e o líquido amniótico. A primeira ultrassonografia, realizada por volta da 8ª semana, é crucial para confirmar a idade gestacional e verificar o batimento cardíaco do feto.

Exames de Sangue: Incluem a avaliação de hemograma completo, tipagem sanguínea, teste de coagulação, dosagem de glicose e exames para detectar doenças infecciosas como sífilis, HIV e hepatites. Esses exames são vitais para monitorar a saúde da mãe e detectar qualquer condição que possa afetar a gestação.

Teste de Glicemia: Geralmente realizado entre a 24ª e 28ª semana, verifica o nível de glicose no sangue para avaliar a presença de diabetes gestacional.

Cultura de Urina: Detecta possíveis infecções urinárias que, se não tratadas, podem levar a complicações durante a gestação.

Rastreamento de Doenças Genéticas: Dependendo do histórico familiar e da idade da gestante, podem ser indicados exames específicos para identificar possíveis condições genéticas no feto.

Exames de Imunizações: Verificam se a gestante está imunizada contra determinadas doenças, como rubéola e hepatite B.

Monitoramento da Pressão Arterial: Aferições regulares são feitas para identificar possíveis sinais de pré-eclâmpsia, uma condição séria que pode surgir durante a gestação.

Ecocardiograma Fetal: Em alguns casos, especialmente se houver histórico de doenças cardíacas na família, pode ser recomendado para avaliar a saúde cardíaca do feto.

É importante lembrar que cada gestação é única, e o acompanhamento pré-natal deve ser personalizado de acordo com as necessidades individuais. Não hesite em discutir com o seu obstetra qualquer dúvida ou preocupação em relação aos exames. Eles desempenham um papel vital na promoção de uma gestação saudável e segura para você e o seu bebê.

1.9 A EMOCIONANTE CONFIRMAÇÃO DO TESTE POSITIVO

O momento em que o teste de gravidez revela suas duas linhas cor-de-rosa ou o sinal de "+" é um marco inesquecível. Este pequeno dispositivo de plástico e papel contém a notícia que transformará sua vida de maneira irreversível. Pode ser uma confirmação de algo que você já intuía, ou uma surpresa bem-vinda. De qualquer forma, é um momento de pura alegria e expectativas.

Com o resultado positivo, você oficialmente assume o papel de guardiã de um futuro brilhante e cheio de promessas. É o início de uma jornada que irá moldá-la de formas inimagináveis.

A ansiedade e a excitação agora dão espaço a um compromisso inabalável. A cada batida do coração do seu bebê, uma nova melodia de amor é entoada. Prepare-se para embarcar em uma jornada marcada por descobertas e alegrias indescritíveis. É o começo de uma história de amor que durará para sempre.

CAPÍTULO 2: A JORNADA TRIMESTRE A TRIMESTRE

Seja bem-vinda ao capítulo que irá guiá-la através dos três trimestres emocionantes e transformadores da sua gravidez. Cada um desses trimestres é uma etapa única, repleta de desenvolvimento e descobertas. Ao longo das próximas páginas, vamos explorar os desafios e as maravilhas que cada fase reserva para você e para o seu bebê.

Desde os primeiros sinais de mudança até os últimos momentos de antecipação antes do nascimento, estaremos ao seu lado, oferecendo orientações, dicas práticas e informações valiosas. Prepare-se para se conectar mais profundamente com o milagre da vida que está se desdobrando dentro de você. Cada trimestre é uma peça do quebra-cabeça, e juntas, elas formam a bela imagem da maternidade. Vamos começar esta jornada incrível juntos!

2.1 PRIMEIRO TRIMESTRE: AS MUDANÇAS INICIAIS

Querida futura mamãe, neste primeiro trimestre, você está no início de uma jornada extraordinária. As primeiras semanas são marcadas por uma série de mudanças físicas e emocionais, muitas das quais podem ser surpreendentes, emocionantes e, por vezes, desafiadoras.

Os Primeiros Sinais:
Nos primeiros dias, é possível que você comece a notar sintomas que indicam a presença do seu pequeno milagre. Pode ser uma sensação de cansaço, náuseas matinais, aumento da frequência urinária ou alterações no apetite. Estes são sinais emocionantes de que a vida está se formando dentro de você.

Mudanças no Corpo:
À medida que as semanas passam, você pode começar a notar algumas mudanças físicas. Seios mais sensíveis e inchados, um leve aumento de peso e possivelmente alterações no seu apetite sexual são comuns. Não se preocupe, todas essas mudanças são naturais e indicam que o corpo está se adaptando para acolher o novo ser que está a caminho.

Náuseas Matinais e Outros Desconfortos:

As náuseas matinais são um sintoma comum durante o primeiro trimestre. Elas podem ocorrer a qualquer hora do dia e, embora sejam chamadas de "matinais", muitas mulheres as experimentam em outros momentos. Além disso, você pode se sentir mais cansada do que o habitual. Isso é perfeitamente normal e uma resposta do corpo às demandas do crescimento do feto.

Cuidados Essenciais:

Durante esse período crucial, é fundamental cuidar bem de si mesma. Mantenha-se hidratada, procure uma alimentação balanceada e rica em nutrientes, e descanse o suficiente. Seja gentil consigo mesma e ouça o seu corpo.

Primeiras Consultas Pré-Natais:

Agende sua primeira consulta pré-natal. O médico irá realizar exames iniciais para garantir que você e o bebê estejam saudáveis. Aproveite esse momento para esclarecer todas as suas dúvidas e preocupações.

Lembre-se, você está iniciando uma das jornadas mais incríveis da vida. Permita-se viver cada momento e saiba que estamos aqui para apoiá-la a cada passo do caminho. Esteja preparada para se surpreender com a força e a beleza do seu próprio corpo enquanto ele cria e nutre a vida dentro de você. O primeiro trimestre é apenas o começo de uma jornada emocionante que está prestes a se desdobrar. Aproveite cada momento, querida mamãe!

2.2 SEGUNDO TRIMESTRE: A DOÇURA DA ESTABILIDADE

Ao entrar no segundo trimestre, você está prestes a vivenciar uma fase de serenidade e doçura. Muitas das preocupações e desconfortos iniciais agora se acalmam, dando lugar a uma sensação de estabilidade e bem-estar.

Energia Renovada:

Muitas mulheres notam um aumento significativo na energia durante o segundo trimestre. Aquela sensação de fadiga que pode ter marcado os primeiros meses dá lugar a uma vitalidade renovada. Aproveite esse período para se envolver em atividades que lhe tragam alegria e satisfação.

Desaparecimento das Náuseas:

Para a maioria das mulheres, as náuseas matinais diminuem ou desaparecem completamente durante o segundo trimestre. Isso significa que você poderá desfrutar mais plenamente das delícias da gravidez.

O Aumento da Barriga:

Com o bebê crescendo a cada dia, sua barriga começa a se tornar visível. É uma experiência mágica ver e sentir esse crescimento, e você começará a notar os primeiros movimentos do bebê.

Momentos de Conexão:
À medida que o bebê se desenvolve, você poderá compartilhar momentos especiais com seu parceiro e outros entes queridos. A sensação dos chutes e movimentos do bebê é algo que todos podem apreciar e celebrar.

Exames e Ultrassonografias:
Durante o segundo trimestre, você passará por uma série de exames para garantir que tanto você quanto o bebê estejam saudáveis. As ultrassonografias serão especialmente emocionantes, pois oferecem vislumbres preciosos do pequeno ser que está se formando dentro de você.

Planejamento para o Parto:
Este é um momento ideal para começar a pensar no parto. Informe-se sobre as opções disponíveis e comece a formar um plano de parto que reflita seus desejos e necessidades.

Cuidando de Si Mesma:
Lembre-se de continuar priorizando sua saúde física e emocional. Mantenha uma dieta equilibrada, continue a se exercitar de forma adequada e não hesite em buscar apoio se precisar.

Querida mamãe, o segundo trimestre é uma época de equilíbrio e tranquilidade. Aproveite ao máximo cada momento desta fase encantadora. Continue a nutrir esse vínculo especial com o seu bebê e saiba que estamos aqui para apoiá-la a cada passo do caminho. Você está se aproximando da grande celebração da vida, e cada dia é uma dádiva.

2.3 TERCEIRO TRIMESTRE: OS PREPARATIVOS FINAIS

Chegou o momento de dar os toques finais na sua jornada gestacional. O terceiro trimestre é uma fase de expectativa e preparação intensa para a chegada do seu precioso bebê. Vamos explorar juntas as emoções e os passos práticos que marcam esse período tão especial.

A Preparação do Ninho:
Neste estágio, é normal que você sinta uma onda de energia para arrumar e organizar o ambiente onde seu bebê será recebido. Desde escolher os móveis do quartinho até lavar e dobrar os minúsculos conjuntos de roupinhas, cada detalhe faz parte desse ritual de amor.

Os Movimentos do Bebê:
Neste trimestre, você sentirá os movimentos do seu bebê de maneira ainda mais intensa. Cada chute e movimento é um lembrete precioso do milagre que está prestes a acontecer. Aproveite esses momentos de comunicação única com seu pequeno.

Exames e Preparação para o Parto:

Os exames de rotina continuam a garantir que tanto você quanto o bebê estejam saudáveis. Além disso, é importante começar a se preparar para o parto. Converse com seu obstetra sobre suas preferências e escolhas, e esteja aberta para tirar todas as suas dúvidas.

O Corpo no Terceiro Trimestre:
É natural que você sinta o peso da gestação neste estágio. Sua barriga está grande, e pode haver desconfortos como inchaço e dificuldades para dormir. Continue a cuidar de si mesma com amor e atenção, e não hesite em buscar apoio se precisar.

As Emoções no Terceiro Trimestre:
A mistura de emoções no terceiro trimestre pode ser intensa. A ansiedade pela chegada do bebê, a reflexão sobre o que está por vir e a alegria de imaginar finalmente segurar seu filho nos braços. Todas essas emoções são parte do caminho e são completamente normais.

Os Preparativos Finais:
Chegou a hora de montar o enxoval, preparar a mala da maternidade e finalizar todos os detalhes para a chegada do bebê. Esse é um momento de muita expectativa e também de celebração.

A Contagem Regressiva:
A cada dia que passa, você está mais perto de conhecer o rostinho do seu bebê. Aproveite cada momento dessa contagem regressiva e saiba que estamos aqui para apoiá-la em cada passo.

Querida mamãe, o terceiro trimestre é um capítulo repleto de expectativas e amor. Continue a se cuidar e a se conectar com o seu bebê. Você está prestes a embarcar na jornada mais incrível da sua vida, e nós estamos aqui para caminhar ao seu lado. Continue brilhando, querida mamãe!.

CAPÍTULO 3: NUTRIÇÃO DURANTE A GESTAÇÃO E A AMAMENTAÇÃO

Querida mamãe,

Embarcar na jornada da maternidade é um privilégio que traz consigo uma responsabilidade única: cuidar não apenas de si mesma, mas também do pequeno ser que está se formando dentro de você. A nutrição durante a gestação e a amamentação desempenha um papel crucial nessa jornada.

Neste capítulo, vamos mergulhar no universo da alimentação materna, explorando não apenas o que você come, mas como esses nutrientes essenciais são transmitidos para o seu bebê em desenvolvimento. Vamos desvendar os segredos de uma dieta equilibrada que promove não apenas a saúde do seu filho, mas também o seu próprio bem-estar.

Vamos falar sobre os superalimentos que são verdadeiros tesouros nutricionais, capazes de impulsionar o desenvolvimento saudável do seu bebê. Além disso, abordaremos dicas práticas para garantir que você esteja recebendo todos os nutrientes de que precisa, de forma saborosa e variada.

3.1 UMA DIETA BALANCEADA PARA UMA GRAVIDEZ SAUDÁVEL

Comecemos com a base: os macronutrientes. As proteínas são os blocos de construção do corpo, fornecendo os aminoácidos essenciais para o crescimento e desenvolvimento do feto. Os carboidratos são a principal fonte de energia, mantendo você ativa e fornecendo a vitalidade necessária para suportar as demandas da gravidez. Por fim, as gorduras saudáveis, como ômega-3 e ômega-6, são fundamentais para o desenvolvimento do cérebro, olhos e sistema nervoso do bebê.

Além disso, os micronutrientes são verdadeiros tesouros durante esta fase. O ácido fólico, por exemplo, é crucial para prevenir defeitos no tubo neural do feto. O cálcio e a vitamina D fortalecem os ossos em crescimento, enquanto o ferro previne a anemia, garantindo que tanto você quanto o bebê tenham uma oxigenação adequada.

Não podemos esquecer das fibras, vitaminas e minerais presentes nos vegetais e frutas. Eles não só fornecem uma gama de nutrientes essenciais, mas também auxiliam na digestão e absorção dos alimentos.

Os superalimentos são verdadeiros tesouros nutricionais que podem impulsionar o desenvolvimento saudável do seu bebê. Eles são ricos em vitaminas, minerais e nutrientes essenciais que são fundamentais para o crescimento e desenvolvimento adequado nos primeiros anos de vida. Vamos explorar alguns desses superalimentos e seus benefícios:

Abacate: Rico em ácidos graxos essenciais, o abacate é uma excelente fonte de gorduras saudáveis que são essenciais para o desenvolvimento do cérebro e do sistema nervoso do bebê.

Espinafre e Couve: Estes vegetais folhosos são ricos em ferro, cálcio e vitaminas essenciais, como a vitamina K. São cruciais para o desenvolvimento ósseo e o sistema circulatório.

Batata-doce: Uma ótima fonte de betacaroteno, que é convertido em vitamina A no corpo. A vitamina A é essencial para o desenvolvimento da visão e do sistema imunológico.

Quinoa: Rica em proteínas completas e uma ampla gama de vitaminas e minerais, a quinoa é um excelente alimento para o desenvolvimento muscular e ósseo.

Salmão: Uma fonte incrível de ácidos graxos ômega-3, que são essenciais para o desenvolvimento do cérebro e da visão.

Iogurte Natural: Fornece probióticos que ajudam a desenvolver um sistema digestivo saudável e fortalecem o sistema imunológico.

Ovos: Ricos em proteínas de alta qualidade, ácido fólico, colina e outros nutrientes essenciais para o desenvolvimento do cérebro e do sistema nervoso.

Cereais Integrais: Fontes de energia duradoura, ricas em fibras e nutrientes essenciais para o crescimento e desenvolvimento geral do bebê.

Banana: Uma ótima fonte de potássio e carboidratos naturais que fornecem energia para um dia ativo.

Cenoura: Rica em betacaroteno, essencial para a saúde da pele e visão do bebê.

Ao introduzir esses superalimentos na dieta do seu bebê, você está fornecendo um impulso nutricional significativo para um crescimento saudável e um desenvolvimento robusto. Lembre-se sempre de consultar um pediatra ou profissional de saúde antes de fazer quaisquer alterações na dieta do seu bebê. Cada criança é única e pode ter necessidades nutricionais específicas.

Lembre-se, querida mamãe, uma dieta balanceada não é apenas uma lista de alimentos, mas sim uma sinfonia cuidadosamente composta para nutrir e fortalecer. Estamos aqui para apoiá-la em cada escolha alimentar, para que você possa proporcionar ao seu bebê o melhor começo possível.

3.2 ALIMENTOS A EVITAR DURANTE A GESTAÇÃO

Assim como existem alimentos essenciais para a saúde do seu bebê, há também aqueles que devem ser evitados durante a gestação. Este capítulo é dedicado a guiá-la com informações vitais sobre o que deve ser excluído do seu cardápio para garantir uma gravidez saudável e sem complicações.

Em primeiro lugar, destacamos os alimentos crus e mal cozidos. Eles podem abrigar bactérias como a Salmonela e a Listeria, que representam um risco significativo para o desenvolvimento do feto. Portanto, evite carnes mal passadas, ovos crus ou parcialmente cozidos, bem como peixes crus, como o sushi.

Além disso, queijos não pasteurizados devem ser excluídos de sua dieta. Estes queijos, muitas vezes artesanais, podem conter a bactéria Listeria monocytogenes, causadora da listeriose, uma infecção potencialmente grave para você e seu bebê.

Os embutidos também entram na lista de alimentos a serem evitados. Eles podem conter a mesma bactéria perigosa, e o processo de cura muitas vezes não é suficiente para eliminá-la por completo.

Os peixes de água doce, como o peixe espada e o cação, podem conter altos níveis de mercúrio, o que pode ser prejudicial ao sistema nervoso em desenvolvimento do feto. Por isso, recomenda-se evitar essas variedades.

Cafeína em excesso também deve ser evitada, já que estudos indicam que grandes quantidades podem estar associadas a um maior risco de aborto espontâneo.

Por fim, o álcool é um absoluto não. Não existe quantidade segura de álcool durante a gravidez, pois pode causar uma série de problemas de desenvolvimento para o feto.

Lembre-se, querida mamãe, cada escolha que fazemos tem um impacto direto na saúde e bem-estar do seu pequeno. Ao evitar esses alimentos, você está dando um passo vital na direção de uma gestação segura e saudável.

3.3 A IMPORTÂNCIA DA AMAMENTAÇÃO

A amamentação é um dos gestos mais puros e poderosos de amor que você pode oferecer ao seu bebê. Além de estabelecer um vínculo emocional inquebrável entre vocês, o leite materno é um elixir de saúde, repleto de nutrientes essenciais e anticorpos que fortalecem o sistema imunológico do seu pequeno.

Ao amamentar, você está fornecendo ao seu bebê uma mistura única e sob medida de vitaminas, proteínas e gorduras saudáveis que promovem um crescimento forte e desenvolvimento saudável. O leite materno é de fácil digestão, o que minimiza desconfortos e problemas gastrointestinais comuns em bebês alimentados com fórmula.

Além disso, o ato de sugar o seio estimula o desenvolvimento facial do bebê, promovendo uma boa formação da mandíbula e ajudando na prevenção de problemas de fala no futuro.

A amamentação também é benéfica para você, querida mamãe. A liberação de hormônios durante o ato de amamentar ajuda na contração do útero, auxiliando na recuperação pós-parto. Além disso, a amamentação pode ajudar na perda de peso e reduzir o risco de desenvolvimento de câncer de mama.

A Organização Mundial da Saúde (OMS) e a Sociedade Brasileira de Pediatria (SBP) recomendam o aleitamento materno exclusivo até os seis meses de idade, seguido de uma alimentação complementar adequada até os dois anos de idade ou mais.

Lembre-se, querida mamãe, cada momento que você investe na amamentação é um presente valioso para a saúde e o bem-estar do seu bebê. Confie em si mesma, pois você é a melhor fonte de nutrição e amor para o seu pequeno.

3.4 ALIMENTAÇÃO ADEQUADA DURANTE A AMAMENTAÇÃO

A fase da amamentação é um período em que sua alimentação desempenha um papel crucial no bem-estar tanto seu quanto do seu bebê. Uma dieta equilibrada e nutritiva é essencial para garantir que você esteja fornecendo todos os nutrientes necessários através do leite materno.

É importante manter uma dieta variada, rica em alimentos naturais e nutritivos. Priorize alimentos integrais, como grãos, frutas, legumes e proteínas magras. Inclua fontes de cálcio, como laticínios, sementes de chia e folhas verdes escuras, para manter a saúde óssea.

Lembre-se de manter-se bem hidratada. A água é fundamental para a produção de leite, então beba bastante líquido ao longo do dia. Evite o consumo excessivo de cafeína e álcool, pois essas substâncias podem passar para o leite materno em pequenas quantidades.

Se você tem restrições alimentares, como intolerâncias ou alergias, é importante adaptar sua dieta de acordo. Em casos mais específicos, é aconselhável buscar orientação de um nutricionista especializado em saúde materno-infantil.

Além disso, esteja atenta aos sinais do seu corpo. Se notar que algum alimento está causando desconforto ao seu bebê, como cólicas ou irritabilidade, considere excluí-lo temporariamente de sua dieta e observe se os sintomas melhoram.

Lembre-se, querida mamãe, o importante é manter uma alimentação equilibrada e saudável que a mantenha nutrida e energizada, para que você possa continuar oferecendo o melhor para o seu bebê. Você está fazendo um trabalho maravilhoso!

CAPÍTULO 4: CUIDADOS PÓS-PARTO

Querida mamãe,

Este capítulo é dedicado a um dos momentos mais delicados e transformadores da maternidade: o pós-parto. Após todo o esforço e dedicação durante a gravidez e o parto, é crucial que você também cuide de si mesma nesse novo capítulo da jornada.

Durante as primeiras semanas após o nascimento do seu bebê, seu corpo estará passando por uma série de mudanças físicas e hormonais. É importante que você se permita descansar e se recuperar. Lembre-se de que é normal sentir uma mistura de emoções nesse período, e está tudo bem pedir ajuda quando necessário.

Uma boa alimentação e hidratação continuam sendo essenciais. Nutrientes adequados irão ajudar na sua recuperação e na produção de leite, caso esteja amamentando. Além disso, mantenha-se atenta ao seu nível de energia e, sempre que possível, tire momentos para relaxar.

É fundamental também cuidar da sua saúde mental. Se sentir tristeza, ansiedade ou qualquer outra emoção intensa, não hesite em compartilhar com alguém de confiança ou buscar apoio profissional. A maternidade é um momento de aprendizado, e é normal ter dúvidas e preocupações.

Não se cobre em excesso e celebre cada pequena vitória, por menor que pareça. Você está fazendo um trabalho incrível e, aos poucos, vai encontrar o seu ritmo nesse novo papel.

Lembre-se de que, assim como o seu bebê, você também merece todo o amor e cuidado do mundo. Cuide-se, mamãe, para continuar sendo a mulher incrível que é.

4.1 A RECUPERAÇÃO APÓS O PARTO

A chegada do seu bebê é um momento de alegria e emoção, mas também marca o início de uma fase de recuperação física após o parto. Se você teve um parto vaginal ou uma cesariana, é importante entender as mudanças que o seu corpo está passando e como cuidar de si mesma durante esse período.

Para as Mães que Passaram por um Parto Vaginal:

Após um parto vaginal, é normal sentir algum desconforto e dor na região perineal, especialmente se você teve episiotomia ou lacerações. Para aliviar esse desconforto, você pode:

Usar almofadas de gel ou compressas frias para a área perineal.
Tomar banhos de assento mornos.
Evitar esforços físicos intensos.
Seguir as orientações médicas para cuidar da cicatriz, caso tenha tido lacerações.
Para as Mães que Passaram por uma Cesariana:

Se você passou por uma cesariana, a recuperação pode ser um pouco mais demorada. É importante seguir as orientações do seu médico para garantir uma cicatrização adequada. Além disso, você pode:

Evitar levantar objetos pesados.

Não fazer esforços físicos intensos.

Tomar cuidado com a higiene da incisão cirúrgica.

Usar roupas confortáveis que não pressionem a área da incisão.

Independentemente do tipo de parto, é normal que você tenha contrações pós-parto nos primeiros dias. Essas contrações ajudam o útero a voltar ao seu tamanho normal e são mais perceptíveis durante a amamentação.

Além dos aspectos físicos, é importante mencionar que o pós-parto também pode ser um período emocionalmente desafiador para algumas mães. As mudanças hormonais, as noites mal dormidas e a adaptação à nova rotina podem contribuir para sentimentos de tristeza ou ansiedade. Lembre-se de que é completamente normal buscar apoio emocional, seja conversando com amigos e familiares, participando de grupos de apoio à maternidade ou procurando a ajuda de um profissional de saúde mental.

Cuidar de si mesma é fundamental para que você possa cuidar do seu bebê da melhor forma possível. Portanto, não hesite em pedir ajuda quando necessário e lembre-se de que você não está sozinha nessa jornada de maternidade.

4.2 CUIDADOS COM A SAÚDE MENTAL PÓS-PARTO

Assim como cuidar do corpo é essencial após o parto, dedicar atenção à sua saúde mental é igualmente importante. A chegada de um novo membro à família traz alegrias indescritíveis, mas também pode desencadear uma gama de emoções, incluindo aquelas que podem ser desafiadoras.

Reconhecendo as Emoções Pós-Parto:

É completamente normal vivenciar uma série de emoções após o parto. Desde momentos de felicidade radiante até momentos de insegurança e choro, cada mãe tem a sua própria jornada emocional. No entanto, se você se encontra constantemente triste, ansiosa, ou enfrentando sentimentos de desespero, é importante buscar ajuda.

A Importância do Apoio Social:

Contar com o apoio de amigos e familiares é fundamental nesse período. Ter alguém com quem compartilhar suas preocupações e sentimentos pode fazer toda a diferença. Não hesite em pedir ajuda quando precisar, seja para cuidar do bebê enquanto você descansa, para conversar ou para auxiliar nas tarefas do dia a dia.

Procurando Ajuda Profissional:

Se você está enfrentando dificuldades emocionais que parecem estar interferindo em sua capacidade de cuidar de si mesma ou do seu bebê, é essencial buscar ajuda profissional. Psicólogos especializados em saúde materna estão disponíveis para oferecer suporte e orientação.

O Papel da Autocuidado:

Lembre-se de que cuidar de si mesma não é egoísmo, mas sim uma necessidade. Encontrar momentos para relaxar, praticar técnicas de respiração ou meditação, e manter uma rotina de sono saudável são práticas que podem beneficiar a sua saúde mental.

Estabelecendo Conexões com Outras Mães:

Participar de grupos de apoio à maternidade pode proporcionar um espaço seguro para compartilhar experiências e obter conselhos de outras mães que estão passando por situações semelhantes.

Mamãe, lembre-se de que você não está sozinha nessa jornada. Priorize o seu bem-estar mental, pois uma mãe saudável emocionalmente é capaz de oferecer o melhor cuidado para o seu precioso bebê.

4.3 ATIVIDADE FÍSICA APÓS A GRAVIDEZ

Recuperar-se após o parto envolve não apenas cuidados físicos, mas também a reintrodução gradual da atividade física em sua rotina. Exercitar-se de maneira adequada e segura pode trazer inúmeros benefícios para o seu corpo e sua mente.

O Tempo Adequado para Retomar os Exercícios:

A decisão de quando começar a se exercitar novamente após o parto depende de diversos fatores, incluindo o tipo de parto que você teve e como você está se sentindo. É crucial aguardar a liberação do seu profissional de saúde antes de iniciar qualquer programa de exercícios.

Exercícios Leves e de Baixo Impacto:

No início, opte por atividades leves, como caminhadas suaves, ioga pós-parto ou alongamentos. Esses exercícios ajudam a fortalecer os músculos abdominais e pélvicos, além de proporcionar um aumento gradual na resistência física.

Fortalecimento do Core:

O fortalecimento da região do core é essencial, pois ajuda na recuperação da musculatura abdominal e na sustentação da coluna. Exercícios específicos, como os de pilates voltados para pós-parto, podem ser muito benéficos.

A Importância da Postura:

Durante os primeiros meses após o parto, é comum sentir uma certa fraqueza na região lombar. Manter uma boa postura ao amamentar, carregar o bebê e realizar atividades cotidianas ajuda a prevenir dores e desconfortos.

Escute o Seu Corpo:

É vital prestar atenção aos sinais que o seu corpo envia. Se algo não parecer certo ou se você sentir qualquer tipo de desconforto durante o exercício, pare imediatamente e consulte o seu profissional de saúde.

Apoio Profissional é Fundamental:

Consultar um profissional de educação física especializado em pós-parto pode ser extremamente útil. Eles podem criar um programa de exercícios personalizado, levando em consideração a sua condição física atual e os seus objetivos.

Lembre-se, mamãe, que a retomada da atividade física deve ser gradual e sempre com a supervisão e aprovação do seu profissional de saúde. Este é um momento de cuidado e amor próprio, e cada passo que você der será um passo em direção à sua plena recuperação.

CAPÍTULO 4.4: RETORNO AO TRABALHO - CONCILIANDO A MATERNIDADE E A CARREIRA

Após o nascimento do seu bebê, surge a etapa de equilibrar as responsabilidades profissionais com a maternidade. É uma fase desafiadora, porém, com planejamento e organização, é possível conciliar esses dois importantes aspectos da sua vida.

1. Organização é a Chave

O sucesso na conciliação entre maternidade e carreira muitas vezes está diretamente ligado à organização. Crie uma rotina que inclua horários para cuidar do bebê, trabalhar e também para si mesma. Estabelecer prioridades e definir metas realistas pode ajudar a manter o equilíbrio.

2. Comunique-se com seu Empregador

Uma comunicação aberta e honesta com seu empregador é fundamental. Discuta opções como trabalho flexível, horários alternativos ou mesmo a possibilidade de trabalhar remotamente. Muitas empresas estão abertas a arranjos que favoreçam as mães.

3. Envolva-se na Comunidade Profissional

Participar de grupos ou associações relacionadas à sua área profissional pode ser uma excelente forma de expandir sua rede de contatos e obter suporte de outras mães que já passaram por situações semelhantes.

4. Priorize sua Saúde Física e Mental

Lembre-se de reservar tempo para cuidar de si mesma. Uma mãe saudável e equilibrada terá mais energia e disposição para enfrentar os desafios tanto em casa quanto no trabalho.

5. Aceite Ajuda

Não hesite em pedir ajuda quando necessário. Seja dos familiares, amigos ou mesmo contratando serviços que facilitem a sua rotina.

6. Esteja Presente, de Coração

Quando estiver com seu bebê, esteja completamente presente. Valorize cada momento, pois essa fase passa rápido. Seja consciente e aproveite ao máximo cada interação.

Lembre-se, você é capaz de conciliar a maternidade com uma carreira de sucesso. Com planejamento, organização e apoio, você pode prosperar tanto como mãe quanto profissional. Avance com confiança e lembre-se de celebrar cada conquista, por menor que seja.

CAPÍTULO 5: OS PRIMEIROS PASSOS - UM GUIA PARA OS PRIMEIROS MESES DO BEBÊ

Entrar nos primeiros meses com o seu bebê é como abrir um livro novo, cheio de páginas em branco esperando para serem preenchidas com memórias e aprendizados. Essa fase é uma mistura de desafios, descobertas e momentos de pura alegria. É o tempo em que você e seu bebê começam a se conhecer, a construir uma relação única e a explorar juntos o vasto mundo ao redor.

Nos próximos capítulos, vamos percorrer esse caminho com você, oferecendo orientações e insights para que você se sinta segura e preparada para acolher seu bebê da melhor maneira possível.

Lembre-se, assim como cada bebê é único, a sua jornada também será. Estamos aqui para oferecer suporte e orientação, mas confie em si mesma e nos vínculos especiais que você está criando com seu pequeno. Estamos ansiosos para fazer parte desse capítulo emocionante da sua vida.

5.1 ROTINA DE SONO: DICAS PARA NOITES TRANQUILAS

O sono é um componente vital para o bem-estar tanto do bebê quanto da mãe. Durante os primeiros meses, estabelecer uma rotina de sono saudável pode ser desafiador, mas também é essencial para o desenvolvimento do bebê e para a sua própria recuperação.

É importante compreender que os padrões de sono dos recém-nascidos são diferentes dos adultos. Eles acordam com frequência durante a noite para se alimentar e podem ter dificuldade em voltar a dormir. Por isso, é fundamental estar preparada para noites interrompidas.

Uma das estratégias eficazes é criar um ambiente propício para o sono, com luzes suaves e sons relaxantes. Além disso, tente sincronizar os cochilos do bebê com os seus próprios descansos, sempre que possível. Isso pode proporcionar um pouco de alívio e oportunidades para recarregar as energias.

Vamos às dicas para uma rotina de sono tranquila:

Estabeleça uma Rotina: Tente criar uma rotina para a hora de dormir. Isso ajuda a sinalizar para o bebê que está na hora de se preparar para dormir.

Ambiente Confortável: Certifique-se de que o ambiente de sono seja confortável, com temperatura agradável, pouca luz e uma superfície de sono segura.

Evite Estímulos: Evite atividades estimulantes antes de dormir. Isso inclui luzes brilhantes, telas eletrônicas e brincadeiras agitadas.

Alimentação Adequada: Ofereça uma última alimentação antes de colocar o bebê para dormir. Isso pode ajudar a garantir que ele esteja saciado durante a noite.

Acalme o Bebê: Antes de deitar, crie um momento de tranquilidade para o bebê. Isso pode incluir um banho morno, uma massagem suave ou uma história tranquila.

Estabeleça Limites: Se o bebê acordar durante a noite, tente acalmá-lo sem retirá-lo do berço. Isso ajuda a ensiná-lo a voltar a dormir por conta própria.

Compartilhe as Responsabilidades: Se possível, divida as responsabilidades noturnas com um parceiro ou outra pessoa de confiança. Isso proporcionará a ambos momentos de descanso essenciais.

5.2 ACOMPANHANDO O CRESCIMENTO DO BEBÊ

Acompanhar o crescimento do seu bebê é uma parte emocionante e crucial da jornada da maternidade. Ao longo dos primeiros meses, você notará diversas mudanças e marcos de desenvolvimento. Aqui estão algumas dicas para ajudar nesse processo:

Registre os Marcos de Desenvolvimento: Mantenha um registro dos principais marcos de desenvolvimento do seu bebê, como o primeiro sorriso, a primeira vez que vira de barriga para cima e os primeiros passos. Isso não apenas proporciona recordações preciosas, mas também ajuda a monitorar o progresso do bebê.

Consultas Regulares ao Pediatra: As visitas regulares ao pediatra são essenciais para acompanhar o crescimento e desenvolvimento do bebê. O médico poderá fornecer orientações específicas com base no progresso individual do seu filho.

Estimule o Desenvolvimento: Ofereça estímulos adequados para o estágio de desenvolvimento em que o bebê se encontra. Brinquedos coloridos, atividades sensoriais e interações estimulantes são ótimas maneiras de promover habilidades motoras e cognitivas.

Observe os Sinais de Desenvolvimento: Cada bebê se desenvolve em seu próprio ritmo. Fique atenta aos sinais de progresso, como a capacidade de segurar objetos, a tentativa de engatinhar ou a demonstração de interesse por novos alimentos.

Estimule a Comunicação: Mesmo antes de falar, os bebês começam a se comunicar de outras maneiras, como por meio de balbucios e gestos. Responda com entusiasmo e incentive a comunicação, criando um ambiente que valorize a expressão.

Promova a Socialização: Permita que o bebê interaja com outros bebês e crianças sempre que possível. Essas interações são fundamentais para o desenvolvimento social e emocional.

Ofereça um Ambiente Seguro e Estimulante: Certifique-se de que o ambiente em que o bebê passa a maior parte do tempo seja seguro e propício ao desenvolvimento. Mantenha objetos perigosos fora de alcance e crie um espaço que estimule a exploração.

Lembre-se, cada bebê é único e irá progredir de maneira própria. Celebrar cada pequena conquista é uma parte importante dessa jornada de crescimento e aprendizado.

CAPÍTULO 6: JARDIM DAS METÁFORAS

Gestação: O Jardim dos Pequenos Milagres

No silêncio do ventre, um jardim encantado floresce. Cada batida do coração é uma sinfonia de vida, e a cada semana, uma nova página se abre nas crônicas da espera. A mãe, como uma feiticeira habilidosa, tece com carinho o manto da expectativa, bordando sonhos e esperanças nos fios da magia. Assim, a gestação se desdobra como um conto encantado, onde a protagonista é o milagre da vida, e o cenário, o aconchego mágico do útero.

Maternidade: A Luz dos Guardiões

A maternidade é como uma tocha que ilumina o caminho em terras desconhecidas. É a força que sustenta, o abraço que consola e o raio de sol que dissipa as sombras dos dias mais sombrios. Como uma árvore mística, a mãe oferece sombra e proteção, e como um pergaminho de magia infinita, ela escreve com amor a epopeia de seus filhos. Cada desafio é uma pedra preciosa no caminho, mas a mãe transforma cada uma em degrau para o crescimento e a superação.

Mamães de Bebês: As Guardiãs
dos Sorrisos Encantados

Ser mãe de um bebê é como ser a fada que protege o tesouro mais valioso do reino. Cada mamãe é uma feiticeira, capaz de acalmar tormentas com um simples olhar e fazer brotar sorrisos nos lábios mais tímidos. Nos braços de uma mãe, um bebê encontra o universo inteiro, e no seu olhar, a certeza de que nunca estará só. A maternidade é uma jornada de entrega e encanto, onde cada dia é uma nova página escrita com magia e dedicação.

Sabedoria Materna:

"O Livro da Maternidade: Páginas Escritas com Sabedoria e Amor"

A maternidade é como um livro, cujas páginas são preenchidas com sabedoria e amor. Cada capítulo é uma lição aprendida, cada parágrafo é uma história de dedicação. A mãe é a autora, com uma caneta de paciência e um coração repleto de generosidade. Cada linha conta a jornada de criar e nutrir uma vida, e a cada virar de página, surge uma nova descoberta sobre o poder do amor incondicional.

Sonhos de Mãe:

"Estrelas no Céu: Os Sonhos de uma Mãe que Brilham para Sempre"

Os sonhos de uma mãe são como estrelas no céu, brilhando com uma luz eterna. Cada desejo, cada esperança, é um ponto de luz que guia o caminho dos filhos. Mesmo nas noites mais escuras, essas estrelas iluminam o coração com promessas de um futuro cheio de possibilidades. A maternidade é o telescópio que permite enxergar além do horizonte, vislumbrando um mundo de potencial e amor.

Laços Inquebráveis:

"O Tear da Maternidade: Fios de Amor que Nunca se Rompem"

A maternidade é como um tear, entrelaçando fios de amor em um padrão único e belo. Cada fio representa um momento, uma memória, uma expressão de carinho. E mesmo que o tecido da vida sofra desgastes, os laços entre mãe e filho permanecem fortes e inquebráveis. O tear da maternidade é tecido com paciência, nutrido com cuidado, e o resultado é uma tapeçaria de amor que aquece os corações por toda a eternidade.

CAPÍTULO FINAL: CELEBRAÇÃO DA JORNADA

Querida Mamãe,

Chegamos ao final desta emocionante jornada através das páginas de "Mamãe Plena", um livro que celebra e honra a incrível jornada que é a sua gestação. Ao longo destas páginas, exploramos os altos e baixos, os momentos de alegria e as dúvidas que podem surgir durante esse período especial.

Nossa intenção ao criar este livro foi simples, mas profunda: queríamos lembrá-la de que a maternidade é uma das experiências mais belas e significativas que alguém pode vivenciar. É uma jornada repleta de amor, transformação e descobertas.

Ao folhear estas páginas, esperamos que você tenha se sentido acolhida, inspirada e, acima de tudo, compreendida. A maternidade não é apenas sobre a chegada de um novo ser ao mundo; é também sobre o seu renascimento como mãe. É um capítulo emocionante em sua própria história.

Acreditamos que "Mamãe Plena" tenha sido uma companhia

valiosa durante a sua gestação, oferecendo insights, dicas e conforto quando necessário. Se, em algum momento, conseguimos trazer um sorriso ao seu rosto ou uma sensação de tranquilidade ao seu coração, então consideramos nossa missão cumprida.

À medida que fechamos este capítulo, queremos expressar nossa gratidão por você ter escolhido compartilhar este momento conosco. E, como toda boa história, esta também tem espaço para uma possível continuação. Quem sabe o que o futuro nos reserva? Talvez um livro que celebre a chegada do seu bebê e os preciosos primeiros momentos juntos?

Nossa esperança é que, mesmo após fecharmos este livro, você continue a escrever a história da maternidade com amor, sabedoria e muitas memórias preciosas. Que esta jornada seja repleta de momentos de alegria, aprendizado e crescimento.

A maternidade é uma aventura extraordinária, e estamos emocionados por tê-la acompanhado até aqui. A história continua, querida Mamãe, e mal podemos esperar para ver o que o próximo capítulo reserva.

Com amor e gratidão,

Calebe Borges

AGRADECIMENTOS

Gostaria de dedicar um sincero agradecimento a todos aqueles que tornaram este livro possível.

À minha querida esposa Laryssa, por sua inspiração contínua e por compartilhar comigo a jornada da maternidade. Suas experiências e sabedoria foram fundamentais para dar vida a este projeto.

Ao pequeno Simon, cuja chegada iluminou não apenas nossos dias, mas também o conteúdo deste livro. Cada página é um tributo ao amor e à beleza da jornada que compartilhamos.

E às dedicadas leitoras, que confiaram neste livro como uma fonte de inspiração e apoio durante este precioso período da vida. Espero que as palavras aqui escritas tenham tocado seus corações e proporcionado um momento de conexão e reflexão.

Que esta jornada seja apenas o começo de uma linda e transformadora experiência.

Com gratidão,

Calebe Borges.

SOBRE O AUTOR

Olá, queridos leitores,

Meu nome é Calebe Borges, e é um imenso prazer compartilhar com vocês um pouco sobre a jornada que me levou a escrever "Mamãe Plena". Além de ser um pai apaixonado, sou marido da incrível Laryssa Borges e o orgulhoso papai do pequeno Simon Borges, que trouxe ainda mais luz e amor à nossa vida.

Além da maravilhosa jornada da paternidade, sou Advogado e músico, e encontro inspiração na harmonia entre a arte e a justiça. Nasci em 24 de setembro de 1986, o que, sem dúvida, trouxe uma pitada especial de magia ao lançamento deste livro.

Meus dias são preenchidos com a alegria de criar, seja através das notas musicais ou das palavras que agora compartilho com vocês. Meus princípios são cristãos, e minha fé no meu Pai Celestial é o alicerce que sustenta cada passo desta jornada.

Espero que "Mamãe Plena" tenha sido capaz de transmitir um pouco da beleza e da importância da gestação para todas as mamães que o leram. E fiquem atentos, pois em breve, pretendo trazer mais histórias e aprendizados nesta incrível jornada da maternidade.

Com todo o meu carinho,

Calebe Borges